CONTRIBUTION A L'ÉTUDE

DES

ANOMALIES DE LA VOUTE PALATINE

DANS LEURS RAPPORTS AVEC LA DÉGÉNÉRESCENCE

PAR

René CHARON

Docteur en médecine de la Faculté de Paris.
Interne des Asiles d'Aliénés.

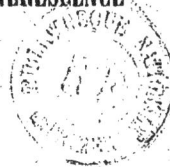

PARIS

IMPRIMERIE DE LA FACULTÉ DE MÉDECINE

HENRI JOUVE

15, Rue Racine, 15

1891

CONTRIBUTION A L'ÉTUDE

DES

ANOMALIES DE LA VOUTE PALATINE

DANS LEURS RAPPORTS AVEC LA DÉGÉNÉRESCENCE

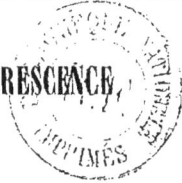

PAR

René CHARON

Docteur en médecine de la Faculté de Paris.
Interne des Asiles d'Aliénés.

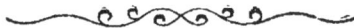

~~~~~~

PARIS

IMPRIMERIE DE LA FACULTÉ DE MÉDECINE

HENRI JOUVE

15, Rue Racine, 15

—

1891

A MA GRAND'MÈRE

A MON PÈRE ET A MA MÈRE.

A MON FRÈRE

À MES CHERS MAITRES :

M. le Dr E. RÉGIS

Ancien chef de clinique des maladies mentales à la Faculté de Paris.

M. le Dr CAMUSET

Directeur-médecin de l'Asile des Aliénés de Bonneval.

À MON PRÉSIDENT DE THÈSE :

M. le Professeur BALL

Membre de l'Académie de Médecine
Chevalier de la Légion d'Honneur

INTRODUCTION

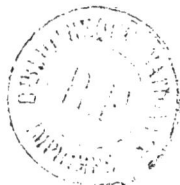

L'inspection seule de la bouche nous a souvent, soit dans les hôpitaux, soit surtout dans les asiles d'aliénés, donné l'occasion de constater les modifications morphologiques de la voûte palatine, de voir que le palais présentait d'autres dispositions que la forme ogivale, que ses modifications coïncidaient dans la plupart des cas avec d'autres anomalies physiques et qu'elles présentaient des caractères variables selon le nombre ou le degré plus ou moins accentué des autres anomalies. Mais ce genre d'observation ne pouvant nous conduire à aucune donnée précise, M. le Dr Régis nous engagea à étudier la voûte palatine dans ses rapports avec la dégénérescence et à suivre la méthode récemment appliquée par Frigério pour les anomalies de l'oreille, c'est-à-dire à établir des moyennes sériales, en nous basant sur un grand nombre de mensurations et de moulages de palais.

Grâce à ses indications et à l'appui que nous avons trouvé dans la savante expérience de M. le Dr Camuset, directeur de l'asile des aliénés de Bonneval, nous avons pu appuyer nos conclusions sur l'observation d'environ 350 individus sains et aliénés.

Ce n'est point cependant que nous prétendions avoir

épuisé notre sujet ni même en avoir tiré le meilleur parti ; mais nous espérons qu'il nous sera tenu compte des efforts que nous avons faits pour rendre nos résultats aussi précis que possible et aussi des nombreuses difficultés que nous avons rencontrées dans nos investigations.

Dans la première partie de notre travail nous décrirons la voûte palatine au point de vue de l'anatomie normale et de l'embryologie, d'après ce que nous avons trouvé dans les auteurs et les observations que nous avons prises.

Dans la deuxième partie, nous nous occuperons des modifications morphologiques et de leurs rapports avec la dégénérescence, d'après les chiffres fournis par nos séries de mensurations.

Nous sommes heureux d'avoir ici l'occasion d'assurer publiquement nos maîtres, M. le Dr Régis et M. le Dr Camuset de notre profonde reconnaissance pour les conseils si éclairés et si bienveillants qu'il nous ont prodigués.

Que M. le professeur Ball veuille bien accepter l'hommage de notre vive gratitude pour l'honneur qu'il nous a fait en acceptant la présidence de notre thèse.

HISTORIQUE

Les recherches que nous avons faites dans les auteurs : anatomistes, anthropologistes, aliénistes, ne nous ont appris que peu de choses sur le sujet qui nous occupe.

Les anatomistes se bornent tous à signaler la variabilité dont sont susceptibles les formes et les dimensions de la voûte palatine. Le professeur Sappey dit que : « sa concavité et ses dimensions présentent d'assez « grandes variétés individuelles ». — Le professeur Tillaux, après avoir donné comme moyenne de la hauteur du palais 1 1/2 à 2 centimètres chez les sujets bien conconformés, ajoute : « Chez certains sujets, au lieu de « former un plein cintre, la voûte palatine forme une « ogive, en sorte que le centre de la voûte est beaucoup « plus élevé, et que de ce centre partent deux plans « inclinés allant rejoindre les arcades dentaires..... Les « voûtes palatines de forme ogivale, sont nécessairement « rétrécies dans le sens transversal, ce qui donne lieu à « du prognatisme. »

Les nombreuses mensurations prises par l'illustre anthropologiste Broca sur des crânes de races et d'âges différents, lui ont permis de ramener les formes de la courbe alvéolaire supérieure à quelques types définis, et d'établir avec le rapport des diamètres transverses et antéro-postérieur, *un indice palatin*, destiné à former de nouvelles données ethnologiques. Ces recherches, poursuivies par de Quatrefages, Hamy, Dally, sur le squelette, et par Magitot sur le vivant, ont donné des résultats très intéressants dont nous parlerons plus loin.

Mais c'est avec les aliénistes que la question des modifications morphologiques de la voûte palatine prend une réelle importance. Morel, le premier, dans l'ensemble des malformations physiques qu'il regarde comme des stigmates de la dégénérescence, signale les anomalies du palais. Après lui, la plupart des aliénistes (Lasègue, Luys, Voisin, Ball, Régis) reconnaissent l'importance de la dégénérescence héréditaire dans l'étiologie des maladies mentales et énumèrent ses différentes manifestations physiques.

Le docteur Cuylits (de Bruxelles) dans un travail très intéressant (*Esquisse anthropologique des aliénés*) reconnaît qu'une seule loi domine la dégénérescence, et préside aux déformations de toutes les parties du crâne et de la face : la viciation des rapports des diamètres, de sorte que selon sa propre expression « la science anthropologique appliquée à l'étude des maladies mentales sera surtout la science *des indices*. »

Poussant les choses plus loin, certains aliénistes même, selon l'expression du professeur Ball, ne voient plus que des dégénérés reconnaissables à des stigmates physiques et psychiques, mais tandis que « on fait entrer dans la « folie des dégénérés une multitude de symptômes qu'une « observation attentive reconnaît chez les aliénés ordi-

« naires (Ball) », tandis qu'on décrit minutieusement tous les délires dits des dégénérés, on ne fait qu'indiquer en bloc tous les stigmates physiques énumérés par Morel et l'on se borne à constater que la voûte palatine est fréquemment ogivale.

Cette région est d'ailleurs celle qui semble avoir le moins attiré l'attention des observateurs et pendant qu'elle est laissée dans l'oubli, plusieurs travaux sont publiés sur *les anomalies des organes génitaux* (Legrand du Saulle), Louet, th. de Bordeaux 1889 ; *de l'oreille* (Frigério, *Arch. d'anthr. criminelle*, 1888), Grodénigo. *Journ. de l'académie de Turin*, 1889 ; *du bassin* (communication de Wiedow de Fribourg au congrès de gynécologie de Bonn, 1891).

Pour en revenir au sujet qui nous occupe, nous trouvons dans l'important travail de M. le Dr Bourneville sur *les anomalies physiques des idiots* (*Journ. des connaissances médicales*, 1862 et 1863), nous trouvons indiqués la courbure prononcée de la voûte palatine, sa profondeur, son aspect anguleux ou ogival.

Dans un travail plus récent de Mc Sollier (Thèse de Paris, 1887) sur *l'état de la dentition chez les idiots et arriérés*, une des conclusions basées sur un grand nombre d'observations, nous apprend que la voûte palatine est défectueuse dans 45 0/0 des cas.

Les anglais ont décrit sous le nom de V. Shaped maxilla un vice de conformation consistant dans un rétrécissement des diamètres transverses et une exagération du diamètre antéro-postérieur : c'est ce que Magitot désigne ous le nom d'*atrésie du maxillaire*.

Dans un mémoire paru en 1861, Langdon-Dawn signale chez les idiots la fréquence des palais étroits, arqués et asymétriques. Et Clawe-Show (*Journ. of mental science* July 1876) prétend qu'on ne saurait établir aucun rapport entre les anomalies de la voûte palatine et l'état mental des sujets.

De ce court aperçu historique, il ressort que, si l'existence des anomalies de la voûte palatine est bien reconnue et constitue pour la majorité des aliénistes un stigmate certain de la dégénérescence, les auteurs n'ont, jusqu'à ce jour, ni classé ces anomalies, ni recherché leurs rapports avec les autres anomalies physiques, ni fixé par des chiffres leur fréquence absolue.

C'est dans l'espoir de contribuer quelque peu à éclaircir ces points que nous avons entrepris ce modeste travail.

ANATOMIE

« La voûte palatine, dit le professeur Tillaux, est peut-
« être au point de vue anatomique, la région la plus
« simple du corps humain. Un plan osseux recouvert de
« chaque côté par une membrane muqueuse, telle est en
« effet la structure. Elle forme les deux tiers antérieurs
« de la paroi supérieure de la bouche, et fait office de
« cloison entre la cavité buccale et la cavité des fosses
« nasales.

Limitée en avant et sur les côtés par la courbe que décrit la ligne alvéolaire interne, elle se continue en arrière
avec le voile du palais. En réalité la voûte palatine comprend deux parties distinctes : la voûte proprement dite,
et les piliers qui soutiennent cette voûte. Malgré la simplicité de sa composition, peut-être même par suite de
cette simplicité, par suite aussi de la multiplicité des
rapports qu'affectent avec les parties voisines les os qui la
composent, cette région est, chez l'homme une de celles
qui présentent au plus haut degré, des variétés de formes
et de dimensions. Aussi avons nous pensé, qu'avant
d'arriver à l'étude des formes anormales, il était utile de
décrire, au double point de vue de l'anatomie et du développement, les parties qui constituent et celles qui
avoisinent la région palatine.

Nous passerons successivement en revue :

A. — Le squelette du palais.

B. — La muqueuse palatine.

C. — Le développement osseux du maxillaire supérieur, du palatin et des os qui sont en rapport avec ceux-ci : sphénoïde, temporal, malaire, vomer.

D. Les modifications que subit la voûte palatine dans les différentes périodes de la vie.

A. Squelette du palais.

Voûte.

Le squelette de la voûte est constitué dans ses deux tiers antérieurs environ par les apophyses palatines des maxillaires supérieurs et dans son tiers postérieur par les portions horizontales des palatins. Ce rapport est d'ailleurs assez variable, et nous avons pu constater, sur plusieurs squelettes d'aliénés qui présentaient une voûte rétrécie transversalement que la part des palatins était sensiblement augmentée au détriment des maxillaires.

Au point de jonction de ces quatre parties correspond, du côté de la cavité nasale, le vomer qui, dirigé obliquement d'arrière en avant et de haut en bas, vient s'appuyer sur la voûte au niveau de la suture antéro-postérieure. « La cloison osseuse des fosses nasales, dit le professeur Sappey, en soutenant cette partie médiane de « la voûte à la manière d'un arc-boutant, lui rend toute « la solidité que pouvait réclamer la nature de ses fonc-

« tions. » La disposition de cette cloison nous a semblé avoir, au point de vue des modifications morphologiques de la voûte, une importance sur laquelle nous reviendrons.

Palatin. Cet os est en rapport par son bord postérieur avec l'apophyse ptérygoïde du sphénoïde dans des proportions qui varient avec le degré d'inclinaison de cette apophyse, et sont d'autant plus considérables que cette inclinaison s'éloigne peu de la verticale. Avec le maxillaire supérieur, il est en rapport par ses apophyses orbitaire et pterygoïdienne, par la face externe de sa portion verticale et par le bord antérieur de sa portion horizontale.

Cette portion qui nous intéresse particulièrement, est formée d'une lame de tissu compacte assez résistante, bien que très mince ; sa direction est horizontale et sa surface plane ne présente qu'une crête transversale plus ou moins saillante et quelques rugosités près de son bord antérieur. Son bord postérieur forme une courbe à concavité postérieure. Son bord interne présente un épaississement qui, avec celui du côté opposé, concourt à former la partie postérieure de la saillie médiane, et se termine en arrière par l'épine nasale postérieure. La base de cette épine, qui se trouve à peu près dans le plan vertical passant par l'extrémité postérieure des arcades dentaires, constitue, pour les anthropologistes, l'extrémité du diamètre antéro-postérieur de la voûte. Le bord externe présente le trou palatin postérieur et vient rencontrer l'arcade dentaire dans un angle de 90° environ.

Le bord antérieur s'articule avec le bord postérieur de
l'apophyse palatine du maxillaire par une suture fine-
ment enchevêtrée.

Maxillaire supérieur. — Cet os s'articule avec deux os
du crâne et sept os de la face. Nous avons déjà indiqué
ses rapports avec le palatin et le vomer. Nous indique-
rons plus loin ceux qu'il affecte avec le crâne. Ici nous
ne nous occuperons que de son apophyse palatine. On
peut considérer sur la face inférieure de celle-ci deux
portions : 1° *Une portion postérieure* qui se termine à peu
près au niveau de la deuxième petite molaire. Cette portion, au point de vue de son épaisseur, de son aspect et
de sa direction est comme un lieu de transition entre la
partie postérieure et la partie antérieure de la voûte.
En effet, d'arrière en avant son épaisseur augmente gra-
duellement, les trous et les rugosités deviennent plus
nombreux, son inclinaison s'accentue. Elle rencontre
encore l'arcade sous un angle voisin de 90°, mais le sommet de cet angle s'atténue à mesure qu'elle se rapproche
de la partie antérieure. Son bord interne contribue à
former la saillie médiane avec le côté opposé. En avant,
elle se continue sans ligne de démarcation avec 2° *la portion antérieure* qui termine la voûte et s'incline en avant
et sur les côtés pour se confondre avec les arcades dentaires au niveau du rebord alvéolaire, suivant un angle
qui varie avec les diamètres et la hauteur de la voûte.
Cette portion est criblée de trous dont le plus important
est le conduit palatin antérieur et hérissée de rugosités
qui se disposent en stries parallèles plus ou moins sail-

lantes. La direction de ces stries est généralement oblique d'arrière en avant et de dehors en dedans. Les observations que nous avons prises sur le squelette et sur le
vivant semblent indiquer que la direction et le volume
de ces stries osseuses varient comme la courbe antérieure de la voûte ; d'une manière générale, nous les
avons vu augmenter et s'éloigner d'autant plus de la direction transversale que la voûte était plus étroite dans
sa partie antérieure (voir fig. 11).

Arcades dentaires

Les arcades dentaires qui, par leur face interne, con-
courent à la formation du palais présentent des dispositions variables selon les sujets.

En arrière, dans l'étendue qui correspond aux grosses
molaires, nous avons vu que généralement elles rencon-
traient la voûte sous un angle de 90° environ. Mais cet
angle est souvent beaucoup plus grand, coïncidant avec
une déviation des dents en dehors et une modification du
rapport des diamètres. Il arrive aussi que les deux moitiés de la mâchoire sont asymétriques et que par suite
de l'inclinaison différente des arcades dans ses deux
moitiés les courbes de la voûte sont également asymétriques. On trouve, par exemple, d'un côté le plein cintre,
de l'autre l'ogive ou la forme angulaire.

Mesures.

C'est à l'école d'anthropologie que revient l'honneur d'avoir cherché à classer les formes de la voûte palatine par des exactes mensurations. Mais avant d'indiquer les résultats de ses recherches, nous devons faire remarquer qu'elles ont porté sur le squelette seulement et qu'elles n'embrassent que les formes de la courbe alvéolaire et les rapports des diamètres transverses et antéro-postérieur.

Dans la série des vertébrés, Broca reconnaît quatre types de courbe alvéolaire : types upsilon, ellipse, parabole et hyperbole. Il reconnaît chez l'homme deux de ces types :

Type *elliptique* chez les races inférieures.

Type *parabolique* chez les races supérieures.

Des nombreuses mensurations de Broca, il résulte que, sur les crânes de race germanique, les dimensions de la voûte palatine donnent les moyennes suivantes :

Diamètre antéro-postérieur (du collet des incisives à la base de l'épine nasale postérieure), 45 à 52 mm.

Diamètre transverse (au niveau de la dernière grosse molaire), 42 à 45 mm.

Diamètre transverse (2ᵐᵉ petite molaire), 35 mm.

Indice palatin, 71 à 90.

Hamy donne des chiffres un peu différents :

Diamètre antéro-postérieur, 51 à 52 mm.

Diamètre transverse, 47 mm.

Indice, 80 mm.

Dally indique pour l'indice palatin une moyenne minima de 63, et une moyenne maxima de 84. Il reconnaît à cette indice trois degrés : il est *microsème* jusqu'à 70, 99 ; *misosème* de 71 à 76,99 ; *mégasème* à partir de 77.

D'après les recherches de Magitot, sur le squelette et sur le vivant il résulte que chez le nouveau-né les diamètres sont sensiblement égaux et que parfois même le diamètre transverse l'emporte sur l'antéro-postérieur.

En comparant les indices céphalique et palatin le même auteur trouve qu'ils ne marchent pas toujours parallèlement.

Nous voyons que dans toutes ces mensurations il n'est point question des diamètres verticaux, non plus que des formes qu'affecte la partie supérieure de la voûte palatine. Il semble que ses grandes variétés morphologiques, peut-être aussi la facilité avec laquelle elle paraît obéir aux modifications de l'arcade dentaire, n'aient point permis de la ramener à des types définis.

Quoi qu'il en soit, les observateurs ont souvent fait remarquer la profondeur considérable que peut présenter la voûte.

Les aliénistes, tout en constatant que cette profondeur exagérée constitue un signe de dégénérescence ne donnent point de moyennes numériques.

Dans Tillaux, nous trouvons que « la perpendiculaire « abaissée du sommet de la voûte sur un plan horizontal « passant *au-dessous* des dents est, en général, de 15 à « 20 mm. sur les sujets bien conformés.»

D'après Magitot, la profondeur de la voûte mesurée

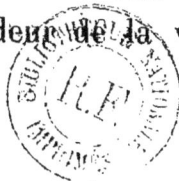

par une perpendiculaire abaissée sur le plan horizontal passant par le collet des grosses molaires, donne chez l'adulte une moyenne de 12 à 14 mm.

Chez le nouveau-né, cette mesure ne dépasserait pas 4 à 5 mm., mais ce serait celle qui varierait le plus rapidement.

B. — MUQUEUSE PALATINE.

Elle présente comme particularités remarquables son épaisseur variable et ses aspérités.

La fibro-muqueuse va en s'épaisissant depuis la partie médiane jusqu'à l'angle formé par la réunion de la voûte et des arcades, pour continuer ensuite en s'amincissant de plus en plus jusqu'au rebord alvéolaire interne. Au niveau de la ligne médio-palatine, son épaisseur est toujours tellement peu considérable que l'on peut considérer les diamètres verticaux pris sur le vivant comme sensiblement égaux à ceux qui seraient pris sur le squelette.

Sur les côtés, l'épaisseur de la muqueuse est beaucoup plus variable et a, par conséquent, une plus grande influence sur la configuration du palais. Dans les cas normaux, elle atteint 4 à 6 mm. et a pour résultat de tranformer en plein cintre une voûte qui sur le squelette serait presque horizontale. Mais sur les palais profonds, où l'angle de réunion de la voûte et des arcades est supérieur à 90°, l'épaisseur de la muqueuse diminue d'autant plus que cet angle augmente; de sorte que, plus la voûte est profonde, plus sa forme sur le vivant se rapproche de ce qu'elle serait sur le squelette. Nous avons vérifié ce fait : d'abord, d'une façon approximative sur le grand nombre de mâchoires d'aliénés que nous avons examiné, puis, d'une façon exacte, dans les autopsies qui nous ont permis de mesurer l'angle sur le squelette et l'épaisseur de la muqueuse.

Dans sa partie antérieure, la muqueuse présente des aspérités en forme de stries plus ou moins saillantes et dont le nombre et la direction sont en rapport avec les stries osseuses. Nous donnons plus loin (figure 2) le dessin du moulage d'un palais *en dôme*, à courbe alvéolaire *en trapèze*, sur lequel les stries sont nombreuses, parallèles, transversales et très saillantes : dispositions qui rapprochent sensiblement ce palais de celui du singe.

C. — DÉVELOPPEMENT DE LA VOUTE PALATINE:

Le développement de la voûte palatine se fait aux dépens de l'arc branchial supérieur, appelé par Milne-Edwards *arc facial*. Dès la deuxième semaine de la vie fœtale, cet arc donne naissance aux bourgeons maxillaires supérieurs entre lesquels apparaissent bientôt les bourgeons incisifs.

D'après les observations du professeur Sappey, les bourgeons maxillaires donnent naissance, non seulement au *maxillaire* et à l'*os malaire*, mais encore au *palatin* et à la *lame interne* de l'apophyse ptérygoïde. Le palatin et le maxillaire supérieur, comme tous les os de la face, se dé-

veloppent aux dépens de la couche celluleuse embryon-
naire, sans être précédés de cartilage. Un seul point d'ossification, qui apparaît vers la fin du troisième mois au
niveau de ses deux portions, donne naissance au palatin :
et c'est la portion horizontale qui se développe le plus
rapidement.

Quant au maxillaire, nous croyons n'avoir rien de mieux
à faire que de citer textuellement le professeur Sappey
qui résume ainsi les résultats de ses recherches embryo-
logiques : « L'ossification du maxillaire supérieur se fait
« par cinq points d'ossification qui apparaissent vers la
« fin du deuxième mois. Le premier de ces points em-
« brasse toute la partie de l'os qui est située en dehors
« de la gouttière sous-orbitaire. C'est le point externe ou
« *malaire*. Le deuxième est une lame à concavité interne
« aux dépens de laquelle se formeront le sinus maxillaire
« et la partie interne du plancher de l'orbite : je le dési-
« gnerai sous le nom de point supérieur ou *orbito-nasal*.
« Le troisième donne naissance aux deux tiers postérieurs
« de l'apophyse palatine et à la partie interne du bord
« alvéolaire : c'est le point inférieur ou *palatin*. Le qua-
« trième comprenant l'apophyse montante, la gouttière
« qui formera la plus grande portie du canal nasal et
« toute la partie de l'os qui est au-dessous, représente le
« point antéro-interne ou *nasal*. Le cinquième est le point
« *incisif*. »

Les points malaire et orbito-nasal, s'unissent au
niveau du canal sous-orbitaire par une suture qui est
quelquefois soudée à la naissance, mais que Sappey a vu
subsister jusqu'à l'âge de 15 à 18 ans.

Le point orbito-nasal s'unit au point nasal en haut, et au point palatin en bas, vers le quatrième ou cinquième mois de la vie fœtale. Le point palatin comprend, lui-même, deux portions : une horizontale qui formera les deux tiers postérieurs de l'apophyse palatine, l'autre verticale qui constitue la moitié interne d'une large gouttière destinée à loger les dents.

Le quatrième point ou nasal, présente en avant une face antérieure qui répond à l'alvéole de la dent canine, à la fosse canine et à l'apophyse montante : une face interne qui formera la gouttière du canal nasal.

Le point incisif est creusé de larges alvéoles qui logent les incisives. Il vient se souder avec celui du côté opposé, autour du conduit palatin antérieur. Il se réunit ensuite au point nasal par une soudure qui marche d'avant en arrière et de bas en haut, et au point palatin par une soudure qui, progressant lentement de haut en bas, est encore très-apparente à la naissance et disparaît en général vers l'âge de 15 ans.

Il nous reste, pour terminer ce chapitre, à dire quelques mot du développement embryogénique des parties osseuses qui sont en rapport avec la voûte palatine et peuvent exercer une influence sur la morphologie de cette région.

Sphénoïde

Cet os est en rapport par *la lame interne* de son apophyse ptérygoïde avec la portion verticale du palatin.

Bien qu'appartenant au crâne, dont il est comme la clef de voûte, le sphénoïde, nous le rappelons, se développe (quand à *la lame interne* de son apophyse pterygoïde) aux dépens du bourgeon maxillaire comme les autres os qui constituent la mâchoire. Son ossification débute par quatorze points qui apparaissent à la fin du troisième mois et sont précédés de cartilage.

Le corps est d'abord constitué par deux portions : *antérieure* et *postérieure*, qui, chez un grand nombre de vertébrés, restent toujours distinctes, mais qui, chez l'homme, se soudent normalement vers la fin du septième mois.

Le retard ou la précocité de cette soudure, le ralentissement du travail de l'ossification, ont pour résultat de modifier en plus ou en moins les différents diamètres du sphénoïde et particulièrement la distance qui sépare l'une de l'autre les deux apophyses ptérygoïdes. Si l'on ajoute à cela que la situation du sphénoïde, par rapport aux plans horizontal et vertical passant par le centre de son corps, est variable, ainsi que la direction de ses apophyses ptérygoïdes, que de plus sa résistance est beaucoup plus grande que celle de la mâchoire avec laquelle il est en rapport dès les premiers temps de la vie, on admettra facilement que son développement exerce une influence très considérable sur la configuration de la mâchoire supérieure.

Arcade zygomatique.

Elle est formée par deux os, le malaire et l'apophyse zygomatique du temporal qui constituent un véritable arc-boutant reliant les parties latérales de la mâchoire au crâne. Elle débute par des points d'ossification dont l'apparition et le développement marchent parallèlement à ceux de la mâchoire supérieure.

Elle présente dans sa direction, sa résistance, sa forme de grandes variétés individuelles et ethnologiques. Si l'on considère que, dans l'échelle des vertébrés et des races humaines, la solidité et le volume de l'arcade zygomatique sont en rapport direct avec le prognatisme et l'allongement du diamètre antéro-postérieur du palais, il n'est point téméraire d'admettre qu'elle joue un rôle dans la production des déformations de la voûte en limitant son expansion latérale.

Cloison des fosses nasales.

Cette cloison qui vient s'appuyer sur la voûte palatine est complètement cartilagineuse dans le jeune âge. Elle se recouvre lentement dans ses deux tiers postérieurs de deux lames de tissu osseux qui forment le vomer. S'il n'est pas rare de trouver chez l'adulte cet os en partie cartilagineux, on le voit dans d'autres cas s'ossifier prématurément et présenter parfois une assez grande épaisseur. Souvent il est dévié à gauche ou à droite, comme s'il avait cédé à une pression verticale. Sur plusieurs crânes à voûte palatine étroite et profonde, nous avons remarqué que la solidité du vomer coïncidait avec une sorte d'affaissement de la partie supérieure de la voûte et une exagération de le sa saillie médio-palatine.

Dents.

Bien que les anomalies de la dentition coïncident fréquemment avec celles de la voûte, il n'en est pas moins vrai que nous avons souvent trouvé à côté de palais anormaux un système dentaire parfait, et inversement à côté de palais de configuration normale, une dentition très défectueuse. Mais dans le premier cas, le développement de la courbe alvéolaire atteignait ou dépassait la moyenne, tandis que, dans le second cas, la longueur de la courbe était inférieure à la moyenne. Cette observation nous a conduit à penser que les anomalies dans la direction et la situation des dents avaient peu de rapport avec celles de la voûte et dépendaient principalement de la longueur insuffisante des lignes alvéolaires.

D. — LA VOUTE PALATINE DANS LES DIFFÉRENTES ÉPOQUES DE LA VIE.

Chez l'enfant.

Pendant les premières années qui suivent la naissance, la voûte se développe surtout dans le sens des

diamètres transverses et verticaux. A la fin de la première
année l'éruption des incisives a fixé l'extrémité antérieure
du palais. Plus tard, en même temps que les autres dents
temporaires apparaissent, la voûte continue à s'aggrandir
dans tous les sens jusqu'au complet développement de la
première dentition.

Dès lors, vers l'âge de sept ans, la courbe dentaire est
définitivement fixée, c'est-à-dire que l'axe fictif passant
par le centre des couronnes des dents ne changera plus.
L'accroissement du maxillaire dans le sens transversal ne
se fera plus qu'aux dépens des parties situées en dehors
de l'axe des dents, et, dans le sens antéro-postérieur, aux
dépens seulement de la portion osseuse située au-delà
des dents temporaires. Ces lois démontrées par les observations déjà anciennes de Miel et confirmées par Kolliker,
et Humphrey, permettent donc, étant donné une mâchoire
supérieure présentant une dentition temporaire complètement développée, de déterminer la forme définitive
qu'affectera la courbe alvéolaire interne qui limite la
voûte.

Les mesurs que nous avons prises sur des enfants sains
de 7 à 10 ans, nous ont fourni comme moyenne les chiffres suivants:

D. Transverse postérieur	41 mm.
D. Transverse moyen	34 mm.
D. Transverse antérieur	28 mm.
D. Vertical postérieur	11 mm.
D. Vertical moyen	11 mm.
D. Vertical antérieur	3 mm.
D. Antéro-postérieur	42 mm.

Pendant les années qui correspondent à l'éruption des dents définitives l'accroissement de la voûte se fait dans le sens antéro-postérieur et correspond à deux périodes.

Dans la première, qui va de 7 à 15 ans environ, et se termine par l'éruption de la deuxième grosse molaire, le développement se fait lentement et dans le sens antéro-postérieur, comme nous venons de le dire. Il peut alors se présenter deux cas : ou bien le développement s'arrête, l'éruption de la troisième grosse molaire n'aura pas lieu et la voûte a atteint sa forme définitive, ou bien le développement continue.

Chez l'adulte.

Pendant la seconde période, la dent de sagesse évolue, et le diamètre antéro-postérieur continue à augmenter jusqu'à une époque qui varie de 20 à 30 ans.

Les auteurs ne sont point d'accord sur la question de l'éruption de la dent de sagesse. Darwin, remarquant qu'elle fait souvent défaut dans les races supérieures, tandis qu'elle existe toujours dans dans les races inférieures, en conclut qu'elle est un signe de décadence. Broca partage cette opinion. Mais il est bon de faire remarquer avec Magitot que l'existence du follicule est constante et que s'il n'évolue point c'est parce que la place lui fait défaut, que, par conséquent, au lieu de considérer le prognatisme comme un effet subordonné à l'évolution de la dent de sagesse, on peut également le considérer comme une cause qui favorise l'évolution de cette dent. Quoi qu'il en soit, que cette dent évolue complètement ou non, dans la plupart des mâchoires que nous avons examinées nous avons pu voir qu'elle continuait bien la ligne indiquée par les autres molaires et qu'elle justifiait les données de Miel. Ce fait nous semble avoir de l'importance au point de vue de la forme du palais, et pourrait être opposé à l'opinion des auteurs qui pensent que le rétrécissement du diamètre transverse postérieur (forme éliptique) est simplement dû au refoulement de la dent de sagesse en dedans.

Les mesures que nous avons prises sur 50 sujets adultes bien constitués et dont les antécédents héréditaires et personnels ne présentaient rien d'anormal, tant au point de vue physique qu'au point de vue intellectuel nous ont donné les moyennes suivantes :

D. Transverse postérieur	hommes	44 mm.
	femmes	41 mm.
D. Transverse moyen	hommes	38 mm.
	femmes	35 mm.
D. Transverse antérieur	hommes	29 mm.
	femmes	28 mm.
D. Vertical postérieur	hommes	12 mm.
	femmes	11 mm.
D. Vertical moyen	hommes	11 mm.
	femmes	11 mm.
D. Vertical antérieur	hommes	4 mm.
	femmes	5 mm.
D. Antéro-postérieur	hommes	52 mm.
	femmes	50 mm.

Dans cette série de mensurations, l'écart dans la longueur des diamètres n'a pas dépassé 6 mm. Nous admettrons donc dans le classement des anomalies que les diamètres verticaux commencent à être anormaux lorsqu'ils sont supérieurs ou inférieurs d'au moins 3 millimètres aux moyennes que nous venons d'indiquer.

Les coupes ci-dessous faites sur un moulage répondant au type moyen normal permettront de comparer les différentes déformations dont nous parlerons plus loin.

VOUTE NORMALE

Coupe antéro-postérieure.

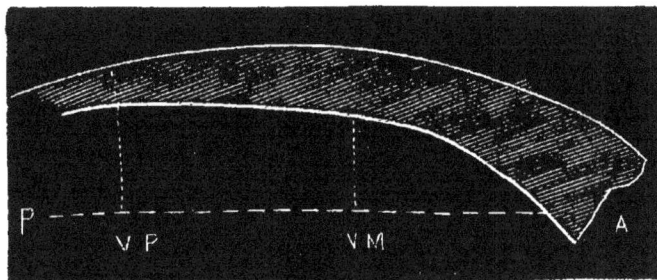

Fig. 1

Tr... G..., 24 ans. — Très bien constitué. Pas d'antécédents personnels ni héréditaire. Parents, frères et sœurs présentent également le type normal.

Coupe transverse postérieure.

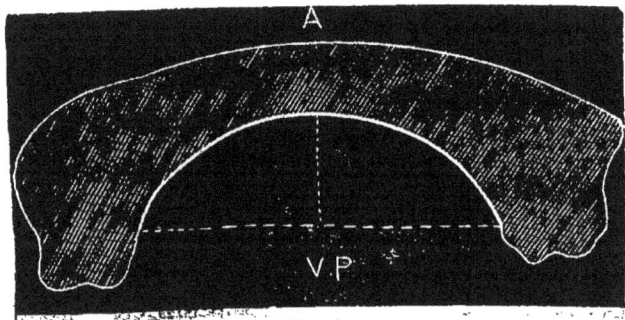

Fig. 2

Coupe transverse moyenne..

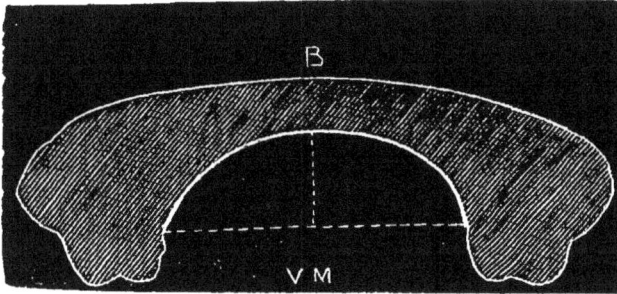

Fig. 3

Chez le vieillard.

Depuis l'époque qui marque le complet développement
de la mâchoire supérieure jusqu'à celle où les dents deviennent, par défaut de nutrition, de véritables corps
étrangers dans les alvéoles, la conformation de la voûte
palatine ne change point. Lorsque les dents commencent
à tomber, c'est-à-dire à un âge très variable selon les individus, la forme de la voûte se modifie peu à peu, jusqu'à présenter un aspect à peu près identique à celui
qu'elle offrait à la naissance, à cette différence près que
le diamètre antéro-postérieur conserve sa longueur. Nous
avons mesuré un certain nombre de voûtes de vieillards
édentés dont les diamètres verticaux étaient à peine de
3 à 4 millimètres, et sur le bord desquelles il restait une
ou deux grosses molaires qui attestaient par la situation
du collet que les diamétres verticaux avaient dépassé de
beaucoup la moyenne normale.

Aussi, dans les moyennes que nous avons prises pour établir le classement des anomalies, n'avons-nous tenu compte que des sujets présentant une dentition complète ou à peu près complète.

DEUXIÈME PARTIE

MÉTHODES

Pour établir des moyennes sériales et essayer de classer les différentes anomalies de la voûte palatine, nous avons suivi la méthode qui a donné tant de résultats entre les mains des anthropologistes et qui a été suivie récemment par Frigério dans son travail sur *Les anomalies de l'oreille*, dont le but se rapproche de celui que nous nous sommes fixé.

Par *des mensurations* portant sur plusieurs centaines de sujets, nous avons pu établir des moyennes selon l'âge, le sexe, l'état intellectuel.

Par *des moulages*, nous avons conservé l'image exacte des principaux types anormaux.

A l'aide *des dessins*, nous avons fixé d'après les moulages les courbes principales de la voûte palatine.

Mensurations.

Nos mesures ont porté sur trois ordres de diamètres : *transverses, verticaux, antéro-postérieur.*

Les diamètres transverses sont eux-mêmes divisés en transverses *internes* dont les extrémités correspondent au rebord alvéolaire interne et transverses *externes* dont les extrémités correspondent au rebord alvéolaire externe. Sur chaque individu, nous avons mesuré trois diamètres transverses : D. transverse *postérieur* (Tp) *moyen* (Tm) *antérieur* (Ta). Le premier au niveau de la partie postérieure de la dernière grosse molaire, le second au niveau de la deuxième petite molaire, le troisième ou bicanin entre les deux canines.

Pour les diamètres verticaux que nous avons divisés en *postérieur* (Vp) *moyen* (Vm) *antérieur* (Va) nous avons mesuré les lignes] verticales abaissées du sommet de la voûte sur les trois diamètres transverses correspondants, comme l'indiquent les schémas suivants :

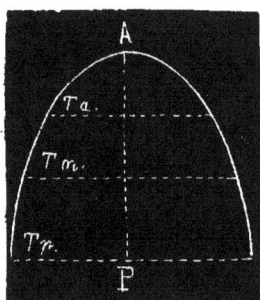

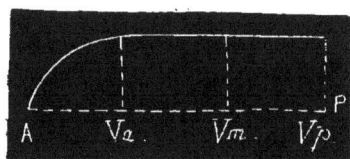

Quant au diamètre *antéro-postérieur*, la difficulté de reconnaître sur le vivant les points de repère adoptés par les anthropologistes (base de l'épine nasale postérieure, rebord alvéolaire interne des incisives) nous a obligé à choisir comme limites : *en arrière*, le milieu du diamètre transverse postérieur qui d'ailleurs, comme nous l'avons vu, correspond à peu près exactement au plan vertical passant par la base de l'épine nasale ; *en avant* le bord libre des incisives.

Pour arriver à prendre ces mesures dans des conditions identiques à elles-mêmes, et les rendre aussi exactes que possible, nous avons fait construire un instrument spécial. C'est un double compas dont les quatre extrémités sont terminées par des pointes mousses A.B.C.D. Les deux extrémités A.B, sont orientées en dehors du grand axe et en haut, et reliées par un fil élastique. Elles sont destinées à mesurer les diamètres transverses internes. A l'aide des deux autres extrémités de ce compas C.D, nous avons mesuré les diamètres transverses externes. Les deux branches sont articulées dans leur milieu en O, à frottement dur en même temps qu'une lame de métal très élastique, graduée en millimètres et coudée à son extrémité libre. Cette lame appuyée par son extrémité E sur le sommet de la voûte palatine fléchit et vient indiquer la hauteur de la voûte au niveau du plan horizontal A.B, passant par le rebord alvéolaire. Quant au diamètre antéro-postérieur, nous l'avons mesuré à l'aide d'une lame métallique graduée et indépendante.

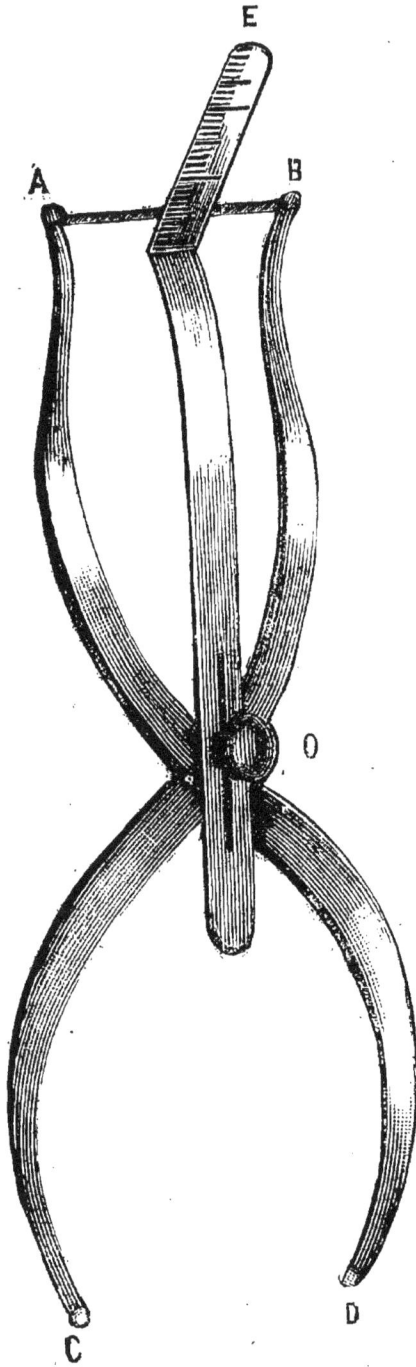

Fig. 4

Moulages.

Pour obtenir l'image exacte des voûtes palatines typiques, nous avons eu recours aux moulages et nous nous sommes servi du procédé employé dans l'art dentaire et qui consiste à prendre dans une substance molle (cire stent.) chargée sur un porte-empreinte, une empreinte négative de la voûte et des dents, dans laquelle il suffit de couler du plâtre fin pour obtenir une reproduction positive.

Nos moulages nous ont, de plus, servi à vérifier les mesures que nous avions prises sur le vivant. En comparant celles-ci aux chiffres que nous ont donnés sur les moulages des procédés plus mathématiques, nous n'avons trouvé que des différences tout à fait négligeables.

Dessins.

La difficulté de reproduire au crayon, la concavité de la voûte, nous a engagé à ne pas donner l'image des moulages que nous avons faits. Nous nous sommes contenté de dessiner les coupes faites sur quelques moulages typiques.

ANOMALIE DES DIFFÉRENTS DIAMÈTRES ET COURBES
DE LA VOUTE PALATINE

Dans cet essai de description et de classement des différentes anomalies, basé sur l'examen d'environ 300 sujets dont nous avons pris les mesures ou les moulages, nous passerons en revue les diamètres précédemment indiqués et les courbes principales de la voûte palatine : courbes *alvéolaire, transversales, antéro postérieure ou médiopalatine.*

Courbe alvéolaire.

Dans la série d'individus adultes qui nous a servi à établir la moyenne normale des différents diamètres, la courbe alvéolaire était régulièrement parabolique. Nous admettrons donc que la forme de cette courbe devient anormale lorsqu'elle s'éloigne sensiblement de la parabole.

Selon que les modifications intéressent isolément les parties antérieure, latérale, ou postérieure de la courbe alvéolaire, ou bien à la fois plusieurs de ses parties, elles donnent lieu à des anomalies que, malgré leurs grandes variétés, on peut ramener aux différents types suivants :

Hyperbolique   Elliptique   Angulaire   En trapèze   En lyre

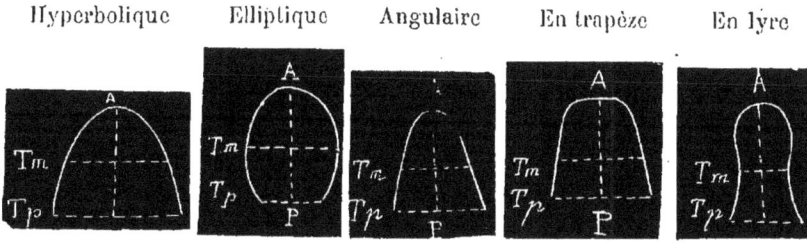

Les figures schématiques ci-dessus indiquent les dispositions particulières et les rapports des différents diamètres.

Chez les aliénés que nous avons examinés, nous avons trouvé que la courbe alvéolaire et les diamètres différaient de la normale dans 75 0/0 des cas environ. Dans ces cas anormaux, il y a lieu de distinguer deux classes : dans la première, (50 0/0 environ) la courbe alvéolaire était *symétrique* et répondait à l'un des types précités : dans la deuxième, la courbe alvéolaire était *asymétrique* et résultait de la combinaison de deux types différents.

Courbe transversale.

D'après les observations des anatomistes et les mesures que nous avons prises, la courbe transversale affecte, à l'état normal, une disposition très voisine du plein cintre ; mais elle est sujette à de nombreuses modifications que nous avons cru pouvoir réduire à trois types.

Angulaire   Ogivale   Plate

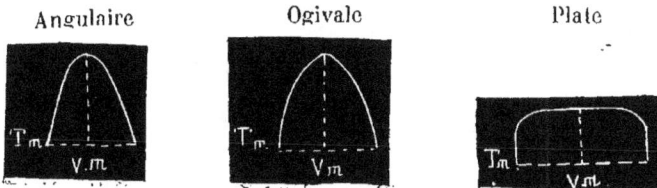

A côté de ces modifications, on trouve des variations très sensibles dans les diamètres verticaux. Ceux-ci, d'une manière générale, croissent en raison inverse des diamètres transverses correspondants, comme l'indiquent les rapports suivants qui résultent de mensurations prises sur deux séries de 100 aliénés chacune :

1re série. D. transverse moyen (moyenne 30 mm.).

$$\text{D. vertical moyen} \begin{cases} \text{hommes, 14 mm.} \\ \text{femmes, 12 mm.} \end{cases}$$

2e série. D. transverse moyen (moyenne 40 mm.).

$$\text{D. vertical moyen} \begin{cases} \text{hommes, 12 mm.} \\ \text{femmes, 11 mm.} \end{cases}$$

Comme la courbe alvéolaire, la courbe transversale peut être symétrique ou asymétrique. Dans le premier cas, elle répond à un des trois types ci-dessus désignés ; dans le second cas elle présente un type différent dans chacune de ses moitiés. Les types normal, ogival et angulaire se prêtent seuls à ces combinaisons.

Courbe antéro-postérieure.

Une ligne horizontale dans sa moitié postérieure, oblique dans sa moitié antérieure, telle est à peu près la forme de la courbe antéro-postérieure ou médio-palaine, à l'état normal.

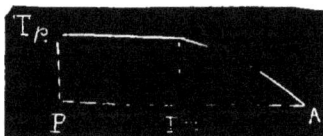

Les deux parties de cette ligne présentent deux dis-

positions principales. Dans la première, la partie oblique
l'emporte sur l'horizontale qui peut même disparaître
complètement dans certains cas. Dans la deuxième, la
courbe est formée de deux lignes obliques :

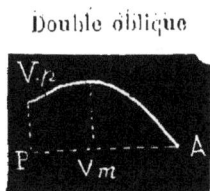

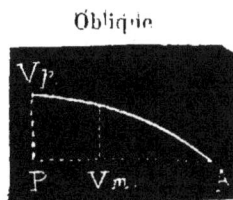

Double oblique   Oblique

Le premier type se rencontre dans les voûtes étroites,
coïncidant généralement avec une courbe alvéolaire angulaire ou elliptique. Le diamètre vertical maximum correspond alors au diamètre transverse postérieur.

Le deuxième type se rencontre avec une forme hyperbolique ou en lyre de la courbe alvéolaire. Le diamètre
vertical maximum coïncide alors avec le diamètre transverse moyen.

Dans quelques cas de courbes alvéolaires elliptiques,
la portion postérieure de la courbe médio-palatine présentait la disposition suivante, fait qui confirme le rapport inverse entre les diamètres transverses verticaux.

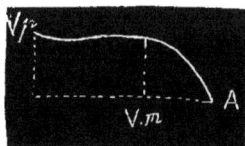

Quant au diamètre antéro-postérieur, Magitot lui assi-
gne une longueur moyenne de 71 mm., mesurée depuis
le bord libre des incisives jusqu'à la face antérieure du

voile du palais. Il ne faut donc point s'étonner si ces chiffres sont supérieurs aux nôtres. Nous avons, d'ailleurs, dans nos mensurations, trouvé des différences individuelles tellement considérables, variant de 39 à 61 mm., que nous n'avons pu établir aucun rapport entre ce diamètre et les autres.

La brièveté anormale de la voûte a, d'ailleurs, été déjà signalée comme fréquente et pouvant ne s'accompagner d'aucune autre difformité. Témoin le cas cité par Trélat à la Société de chirurgie en 1869, dans lequel la voûte osseuse ne mesurait que 32 mm. de longueur, c'est-à-dire environ 18 mm. de moins qu'à l'état normal.

ANOMALIES DANS LA FORME GÉNÉRALÉ DE LA VOUTE PALATINE

Par suite des différentes combinaisons de types que peuvent affecter les courbes de la voûte palatine, sa forme générale présente de nombreuses modifications que nous avons cru cependant pouvoir ramener aux types suivantes : *plat, ogival, angulaire, en dôme.*

Type plat.

A cette forme anormale de la voûte, caractérisée par la modification des courbes transverses selon le type plat correspondent :

1º Une courbe alvéolaire, généralement *parabolique* ou *hyperbolique,*

2º Des diamètres transverses *supérieurs* à la moyenne normale :

D. transverse postérieur { hommes, 47 mm.
{ femmes, 41 mm.

D. transverse moyen { hommes, 41 mm.
{ femmes, 36 mm. 5.

3º Des diamètres verticaux *très inférieurs* à la moyenne :

D. vertical postérieur { hommes, 9 mm.
{ femmes, 8 mm.

D. vertical moyen
$\begin{cases} \text{hommes, 9 mm. 5.} \\ \text{femmes, 8 mm.} \end{cases}$

Ces chiffres indiquent que la courbe médio-palatine présente une disposition normale ou à peu près normale. Nous n'avons trouvé d'asymétrie dans aucun des cas répondant à ce type.

Palais plat

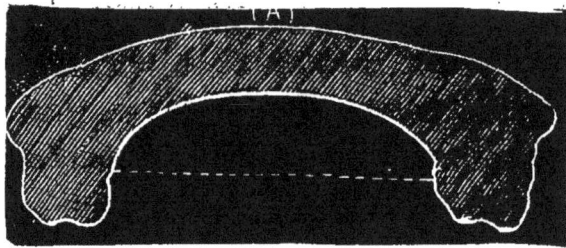

Fig. 6

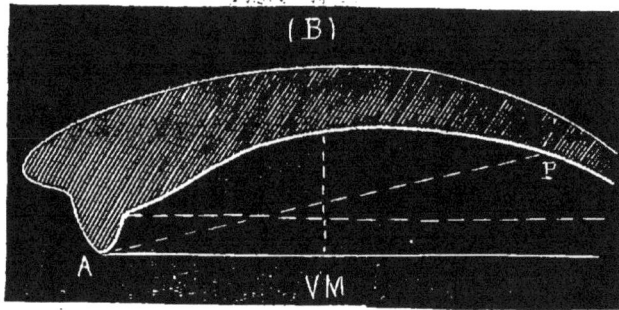

Fig. 5

G... Sield..., 20 ans. Hystérique simple.

A. C. transverse moyenne.   B. C. antéro-postérieure.

Type ogival.

La fréquence de l'asymétrie dans les courbes alvéolaires et la direction des arcades dentaires, entraîne l'asymétrie de la forme générale de la voûte dans 50 0/0 environ des cas anormaux (abstraction faite des formes plates, et présentant seulement des courbes et des diamètres inférieurs à la normale.

Dans la plupart des voûtes asymétriques présentant généralement une combinaison des formes ogivale et angulaire, nous avons constaté que l'une des moitiés de la voûte palatine l'emportait sensiblement sur l'autre comme étendue et netteté de type. Aussi avons-nous cru pouvoir, dans notre classement, réunir les cas symétriques et asymétriques en désignant ces derniers par le type prépondérant.

Caractérisé par la disposition des courbes transverses en ogive, ce type est combiné dans 50 0/0 des cas environ. Il présente :

1° Une courbe alvéolaire, généralement *angulaire* ou *elliptique,* simple ou combinée.

2° Des diamètres transverses *inférieurs* à la normale.

D. transverse postérieur	hommes, 39 mm.
	femmes, 39 mm. 5.
D. transverse moyen	hommes, 35 mm. 5.
	femmes, 35 mm.

3° Des diamètres verticaux *supérieurs* à la moyenne :

D. vertical postérieur	hommes, 15 mm. 5.
	femmes, 14 mm. 5.
D. vertical moyen	hommes, 14 mm.
	femmes, 14 mm. 5.

4° Une courbe antéro-postérieure *oblique* et généralement d'autant plus oblique que le diamètre transverse postérieur est peu considérable.

Le type ogival qui constitue la forme anormale la plus fréquente parmi les aliénés est aussi celui qui coïncide le plus souvent avec l'asymétrie : T. ogival simple 53 0/0. T ogival asymétrique 47 0/0.

Type angulaire.

A ce type, caractérisé par des courbes transverses angulaires, simples ou combinées, correspondent :

1° Une courbe alvéolaire *angulaire,* quelquefois elliptique ou en trapèze, simple ou combinée ;

2° Une courbe transversale *angulaire* ;

3° Des diamètres transverses, de beaucoup *inférieurs* à la moyenne normale.

D. transverse postérieur { hommes, 39 mm.
{ femmes, 35 mm.

D. transverse moyen { hommes, 33 mm. 5.
{ femmes, 32 mm.

4° Des diamètres verticaux *très supérieurs* à la moyenne :

D. verticaux postérieurs { hommes, 16 mm.
{ femmes, 14 mm. 2.

D. vertical moyen { hommes, 14 mm.
{ femmes, 13 mm. 5.

5° Une courbe antéro-postérieure oblique.

Le type angulaire est combiné dans les 2/3 des **cas** avec les types ogival ou normal.

Palais angulaire

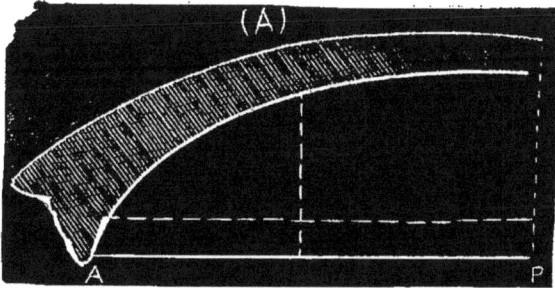

Fig. 7

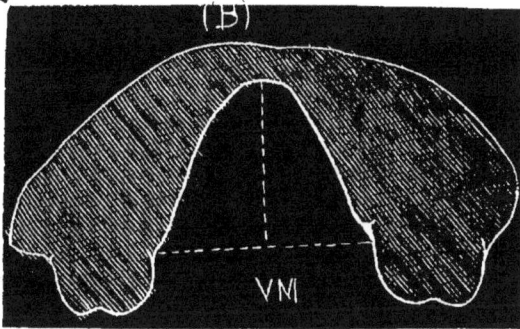

Fig. 8

Ha......, épileptique, 38 ans.

A. C. antéro-postérieure.   B. C. transverse moyenne,

Type en dôme.

A ce type caractérisé par une courbe médio-palatine double-oblique, correspondent :

1° Une courbe alvéolaire généralement en lyre ; ou présentant au moins cette forme dans une de ses moitiés.

2° Une courbure transverse *ogivale* ou *angulaire*.

3° Des diamètres transverses, très voisins de la moyenne

normale en arrière : *Inférieurs* à la moyenne dans la partie médiane de la voûte.

D. transverse postérieur
$\begin{cases} \text{Hommes.} \ldots & \text{41 mm.} \\ \text{Femmes.} \ldots & \text{40 mm.} \end{cases}$

D. transverse moyen. .
$\begin{cases} \text{Hommes.} \ldots & \text{35 mm.} \\ \text{Femmes.} \ldots & \text{33 mm. 5} \end{cases}$

4° Des diamètres verticaux *inférieurs* à la moyenne dans la partie postérieure. — *Maxima et supérieurs* à la moyenne dans la partie médiane.

D. vertical postérieur.
$\begin{cases} \text{Hommes.} \ldots & \text{11 mm.} \\ \text{Femmes.} \ldots & \text{11 mm.} \end{cases}$

D. vertical moyen . .
$\begin{cases} \text{Hommes} \ldots & \text{15 mm.} \\ \text{Femmes} \ldots & \text{15 mm.} \end{cases}$

5° Une courbe antéro-postérieure *double-oblique.*

Formes combinées

Ogivo-angulaire

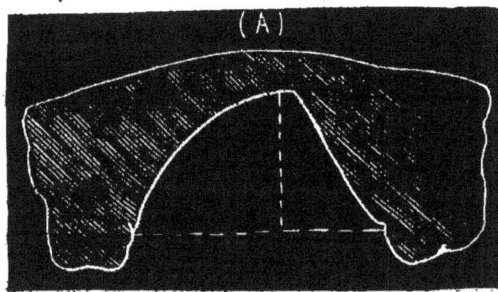

Fig. 10

Forme en dôme.

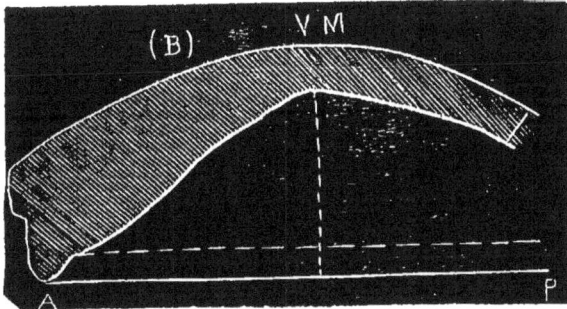

Fig. 9

Desl....., épileptique, 32 ans. — Cog..., imbécile, 35 ans.

A. Coupe transverse moyenne.   B. Coupe antéro-postérieure.

Palais *en dôme*, à courbe alvéolaire *en trapèze.*

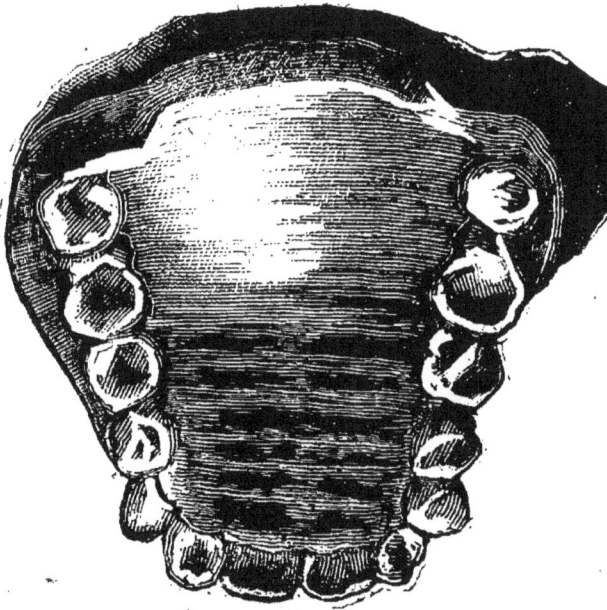

Fig. 11

Freul..., idiot, 14 ans.

La muqueuse présente des stries parallèles, transversales et très saillantes. L'autopsie a montré sur le squelette des stries osseuses également très saillantes et transversales.

Autres anomalies.

Presque toutes les modifications de la voûte palatine peuvent, comme nous l'avons dit, rentrer dans les types précédemment décrits. Il nous faut cependant signaler une modification que nous avons rencontrée dans la proportion de 2 0/0 chez quelques paralytiques généraux, persécutés et idiots, et qui consiste dans une diminution notable des courbes et des diamètres : la configuration générale de la voûte et les rapports des diamètres restant d'ailleurs normaux. Nous avons mesuré chez un idiot épileptique de taille élevée, mais microcéphale, une voûte entourée de dents régulières qui présentait les dimensions suivantes :

D. transverse postérieur. . . . . 34 mm.

D.   —   moyen . . . . 31 mm.

D.   —   antérieur . . . . 25 mm.

D. vertical postérieur . . . . 9 mm.

D.   —   moyen . . . . 10 mm.

D.   —   antérieur. . . . . 3 mm.

D. antéro-postérieur. . . . . 37 mm.

Dans la première partie de notre travail, nous avons indiqué, pour les parties osseuses en rapport avec la mâchoire supérieure, les modifications qui coïcident avec les anomalies de la voûte palatine. Nous avons fait remarquer notamment que :

1° Le diamètre transverse postérieur était subordonné et égal à la distance séparant l'une de l'autre les deux lames internes des apophyses ptérygoïdes.

2° Que la saillie des pommettes et la résistance des arcades zygomatiques chez les aliénés étaient d'autant plus considérables que la mâchoire était plus étroite et prognate.

3° Que chez les sujets présentant une voûte palatine à diamètres verticaux très élevés, à un affaissement du sommet et à une saillie médio-palatine prononcée, correspondait du côté des fosses nasales, un vomer plus résistant qu'à l'état normal.

Il semblerait donc probable que les différentes modifications du sphénoïde, de l'arcade gygomatique et du vomer ont une influence sur la conformation générale du palais.

Mais, il faudrait trouver le mécanisme qui préside aux modifications du sphénoïde dont le rôle semble ici prépondérant. Le docteur Cuylits, cherchant à rattacher les malformations des différentes parties de la tête à un développement vicieux de la cavité crânienne, résultant lui-même d'une véritable lutte entre la force expansive du cerveau et la force de résistance opposée par la boîte osseuse, explique ainsi le mécanisme des déformations palatines : « Le cerveau tend à conquérir son développe-
« ment transversal, mais il rencontre dans certains cas
« une résistance au niveau des pariétaux qu'il refoule.
« Ce refoulement transmis par les apophyses zygomati-
« ques, temporales, et malaires, pousse au rapproche-
« ment des bords alvéolaires des maxillaires supérieurs,

« véritables tenailles où l'écartement des grandes bran-
« ches, c'est-à-dire des pariétaux, amène le rapproche-
« ment des mors, la charnière étant représentée par les
« corps du sphénoïde et de l'occipital... Il existe norma-
« lement, entre l'écart des rebords alvéolaires, au niveau
« des dernières grosses molaires et le diamètre inter-
« pariétal, ou transverse maximum du crâne, un rapport
« assez constant de 1 à 3 1/2 : Chez l'héréditaire et par-
« tant chez l'aliéné l'écart inter-molaire est de 1 à 4 1/2,
« et chez l'idiot de 1 à 6 et 6,8. »

Il nous a semblé intéressant de vérifier si, sur nos
aliénés, la comparaison des diamètres transverse maximum du crâne, et transverse palatin justifiait la théorie
si séduisante du docteur Cuylits. A l'aide du compas
anthropométrique, nous avons mesuré sur un certain
nombre de dégénérés le diamètre bi-pariétal.

Nous avons bien trouvé, dans les différentes catégories
d'aliénés, un certain nombre d'individus chez lesquels le
rapport des diamètres était d'accord avec les données du
docteur Cuylits. Il y avait lieu de supposer dès lors que
le diamètre bi-pariétal maximum devait être d'autant
plus grand que le diamètre tranverse palatin était moins
considérable et inversement. Les moyennes que nous
avons obtenues sur deux séries de 50 dégénérés, présentant des diamètres transverses palatins très différents,
n'ont pas justifié cette supposition.

Première serie.

D. transverse postérieur palatin.   37 mm. ⎱rapport :
D.   —   maximum du crâne.   144 mm. ⎰ 1 à 3,8

Deuxième série.

D. transverse postérieur palatin.   46 mm. ⎱rapport :
D.   —   maximum du crâne.   154 mm. ⎰ 1 à 3,3

Ces chiffres indiquent au contraire que les diamètres bi-pariétaux maxima croissent comme les diamètres transverses palatin, et que, si les données du docteur Cuylits sont vraies, elles comportent au moins de très nombreuses exceptions.

LA VOÛTE PALATINE CHEZ LES ALIÉNÉS

Nous allons maintenant, pour nous rapprocher du but que nous nous sommes proposé, étudier les différentes modifications morpholiques de la voûte palatine dans leurs rapports avec la dégénérescence, et rechercher chez les aliénés les relations qui existent : *d'une part* entre les anomalies du palais et les autres stigmates physiques de la dégénérescence, *d'autre part* entre ces anomalies et l'état psychique des sujets.

Avant d'indiquer les chiffres que nous avons obtenus, et qui pourraient sembler exagérés, nous devons faire remarquer que notre examen a porté sur une population rurale d'aliénés et comptant très peu de paralytiques généraux et de persécutés typiques.

Nos mesures, prises sur 300 aliénés nous ont donné les moyennes générales suivantes :

Hommes.

D. traus. post.	D. trans. moy.	D. transv. ant.	D. vertical postér.	D. vert. moy.	D. vert. ant.	D. antéro. post.
41 mm. 5	36 mm. 5	27 mm. 9	13 mm.	13 mm.	6 mm. 8	50 mm 3.

Femmes.

39 mm. 9 | 35 mm. | 27 mm. 5 | 12 mm. | 12 mm. 2 | 7 mm. | 49 mm.

La comparaison des moyennes des diamètres transverses externes pour les individus aliénés et non aliénés,
nous a donné les chiffres suivants :

	D. transv. postér.		D. transv. moyen.		D. transv. antér.	
	hommes	femmes	hommes	femmes	hommes	femmes
Non aliénés.	62 mm.	53 mm.	54 mm.	50 mm. 5	41 mm.	37 mm.
Aliénés.....	61 mm.	56 mm.	52 mm. 8	49 mm.	40 mm. 1	37 mm.

Si l'on compare ces chiffres à ceux que nous avons obtenus pour les moyennes des diamètres transverses internes, on voit que, d'une manière générale, l'épaisseur
des arcades dentaires est plus considérable chez les aliénés que chez les individus sains. Elle présente d'ailleurs
de très grandes variétés individuelles qui ne nous ont
pas permis d'établir de relations entre ses modifications
et celles des autres diamètres.

Mais ces chiffres indiquent surtout que les diamètres
transverses sont inférieurs, et les diamètres verticaux
supérieurs à la moyenne ; c'est-à-dire que les déformations existent principalement dans le sens des types ogival, et angulaire.

En effet, le classement par types donne les proportions
suivantes :

Hommes.

Voûte normale . . .　　17 %

　— anormale. . .　　83 %

Femmes.

Voûte normale.   24 $\%$

— anormale.   76 $\%$

Les voûtes anormales se subdivisent de la façon suivante :

Hommes.

Voûte plate	9 $\%$		
Voûte ogivale.	30 $\%$	symétrique.	18 $\%$
		asymétrique.	12 $\%$
— angulaire . . .	21 $\%$	symétrique.	9 $\%$
		asymétrique.	12 $\%$
— en dôme	19 $\%$	symétrique.	11 $\%$
		asymétrique.	8 $\%$
— à forme normale mais présentant des courbes et des diamètres inférieurs à la normale. . .	4 $\%$		

Femmes.

Voûte plate	13 $\%$		
— ogivale.	24 $\%$	symétrique.	15 $\%$
		asymétrique.	9 $\%$
— angulaire. . . .	19 $\%$	symétrique.	8 $\%$
		asymétrique.	9 $\%$

— en dôme . . . .   15 °/₀ $\left\{\begin{array}{l}\text{symétrique.}\\\text{asymétrique.}\end{array}\right.$ 10 °/₀   5 °/₀

— à forme normale
mais présentant des cour-
bes et des diamètres in-
férieurs à la normale. . .   5 °/₀

L'examen de la voûte palatine fait sur des individus
sains, pris dans les mêmes milieux, nous a donné une
proportion de 10 °/₀ d'anomalies dont 1 °/₀ pour le type
angulaire.

*Rapport entre les anomalies du palais et les autres anomalies
physiques.*

Chez tous les sujets dont nous avons examiné le palais,
nous avons recherché en même temps les autres malformations, notamment celles du crâne, des oreilles et des
yeux. Nous avons eu recours dans un certain nombre de
cas, à la méthode des lames de plomb pour le crâne, et
au procédé de Frigério, pour les oreilles. Cet examen nous
a donné les proportions suivantes :

Crâne. . . .   80 °/₀
Oreilles. . .   75 °/₀
Yeux . . . .   20 °/₀
Membres . .   10 °/₀

Le rapport entre ces anomalies et celles de la voûte
palatine a donné les chiffres suivants :

Voûte normale autres anomalies . . . .   8 °/₀
Voûte anormale autres anomalies . . .   80 °/₀

Chez les individus à voûte anormale, les autres anomalies coexistantes se sont rencontrées dans les proportions suivantes :

Voûte anormale.
{ anomalies du crâne. . . . 95 %
  » des oreilles. . . 80 %
  » des yeux . . . . 25 %

Ces chiffres ne s'appliquent qu'aux hommes.

Chez les femmes, en effet, la coexistance des autres anomalies est beaucoup moins fréquente, particulièrement pour l'oreille, que nous n'avons trouvée défectueuse que dans la proportion de 20 %.

Ces données comparatives font ressortir que les anomalies de la voûte palatine l'emportent en fréquence sur toutes les autres anomalies physiques, même sur celles de l'oreille, qui, d'après Frigério, doit déjà être rangée en première ligne parmi les organes susceptibles de dégénérescence.

Six pour cent des sujets examinés présentaient comme *stigmate unique* une anomalie palatine, tandis que dans tous les cas qui présentaient d'autres malformations, celles du palais n'ont jamais fait défaut. Ce qui semblerait indiquer que la voûte palatine est un des premiers organes qui se modifient dans la dégénérescence.

Si ces anomalies ne permettent pas seules d'affirmer l'état dégénératif, elles doivent être au moins d'un grand secours dans la clinique, lorsque les autres anomalies physiques sont peu accentuées, particulièrement chez la femme. Chez celle-ci, en effet, les anomalies de l'oreille, comme nous l'avons vu, sont relativement rares, celles du crâne sont difficilement appréciables à cause de la coiffure, celles des autres parties du corps offrent à l'observation des difficultés d'un autre ordre.

En examinant de plus près les tableaux comparatifs que nous avons dressés, nous trouvons que :

Chez les sujets à *palais plat*, les autres malformations physiques ne se rencontrent que dans 35 % des cas, et à des degrés très peu élevés: (Asymétrie du crâne peu accusée, oreilles mal ourlées ou mal lobulées strabisme léger.

Chez les sujets à *palais ogival et en dôme*, d'autres malformations se manifestent dans la proportion de 90 %, et plus accusées que dans la série précédente (indices céphalique et auriculaire, angles facial et auriculo-temporal anormaux, strabisme accentué). Dans un certain nombre de cas, les courbes crâniennes prises à l'aide des lames de plomb, ont révélé des déformations considérables le plus souvent en rapport avec les asymétries palatines.

Tous les individus à voûte *angulaire* ont présenté d'autres anomalies physiques, surtout accusées et nombreuses dans les cas d'asymétrie (ogive, angle, dôme). C'est dans cette catégorie, que sur 45 aliénés hommes, nous avons trouvés :

Angle auriculo-temporal, égal ou
    supérieur à 90°. . . . . 39 fois

Strasbisme. . . . . 25 —

Yeux bridés . . . . 17 —

Pieds et mains bots . . . .   5 —
Nanisme . . . .   4 —
Asymétrie du crâne . . . . 45 —

Il résulte de ces comparaisons que les malformations palatines, outre qu'elles sont les plus fréquentes parmi celles qui stigmatisent la dégénérescence physique, présentent des caractères spéciaux en rapport avec les degrés plus ou moins accusés de cette dégénérescence, depuis la voûte plate qui serait le premier échelon, jusqu'aux formes asymétriques qui se trouveraient au sommet de l'échelle dégénérative.

DES ANOMALIES PALATINES DANS LEURS RAPPORTS AVEC L'ÉTAT INTELLECTUEL.

Les aliénés que nous avons examinés, se divisent de la façon suivante :

Paralytiques généraux . . . . 9 %

Aliénés atteints du délire des persécutions
(de Lasègue), ou psychose systématisée
à évolutions progressive . . . . . . 11 %

Idiots et imbéciles. . . . . 39 %

Hystériques aliénés . . . . 6 %

Folie épileptique . . . . 13 %

Autres vésanies (manie, mélancolie, folie
à double forme, etc.). . . . . 22 %

La comparaison des anomalies de la voûte palatine dans ces différentes catégories d'aliénés nous a donné les proportions suivantes :

Désignation	v. norm.	v. plate	v. ogivale	v. en dôme	v. angul.
Paralytiques généraux.....	65 %	23 %	12 %		
Délire des persécutions (de Lasègue)...............	75 %	15 %		réunis	10 %
Idiotie et imbécillité.......	18 %	7 %	27 %	23 %	25 %
Folie hystérique..........	30 %	65 %		réunis	5 %
Folie épileptique..........	24 %	12 %	20 %	20 %	24 %
Manie, mélancolie, folie à double forme, etc........	20 %	10 %	65 %	réunis	5 %

Dans ce tableau, en raison de la très faible proportion que nous avons trouvée pour les voûtes régulièrement diminuées dans tous les sens, nous avons compris ce genre d'anomalie dans le nombre des voûtes normales.

Ces chiffres indiquent que les malformations de la voûte sont relativement très rares chez les *paralytiques généraux* et les *persécutés typiques*, ce à quoi il était d'ailleurs facile de s'attendre. En effet, comme le fait remarquer M. le professeur Ball, ces malades ne sont point, dans la plupart des cas des dégénérés, mais souvent au contraire de belles et puissantes intelligences (1). Les anomalies existant, par contre, dans la très grande majorité des autres maladies mentales ; ce qui ne doit point nous étonner puisque la plupart de nos observations portent sur des idiots, imbéciles, débiles et que chez les malades atteints de vésanie pure, le délire est venu, dans un grand nombre des cas, se greffer sur un fonds de débilité mentale native, démontré par les antécédents héréditaires et personnels.

En effet, dans la série des 45 aliénés qui présentent les déformations palatines les plus accentuées, (idiots, imbéciles, vésaniques) : malgré que les renseignements que nous avons pu recueillir soient très incomplets, nous avons trouvé des antécédents héréditaires (aliénation mentale), chez les ascendants ou collatéraux de 26 de nos malades.

1. Ball, *Leçons sur les maladies mentales*, p. 482.

DES ANOMALIES PALATINES DANS L'HÉRÉDITÉ

L'examen comparatif du palais chez les sujets de mêmes familles aliénés, et chez les parents des aliénés nous ont fourni les résultats suivants : 25 aliénés internés dans le même asile et appartenant à 10 familles différentes présentaient tous des anomalies de la voûte palatine. Ces anomalies, d'une façon générale, étaient plus accusées chez les descendants que chez les ascendants.

Nous croyons devoir citer quelques exemples :

Porch.., femme Gall.., 30 ans. Accès de manie survenue brusquement et rapidement suivie de démence. A une voûte palatine asymétrique *ogivo-angulaire*. Asymétric crânienne. La mère débile a une voûte ogivale. *Deux tantes* internées en même temps qu'elle, ont également le palais ogival.

Guy... L.., 42 ans. *Imbécile*. Père alcoolique, mère imbécile. A la voûte *ogivo-angulaire* très profonde et asymétrique, en même temps que d'autres stigmates physiques très accentués. *Un frère* imbécile présente également une voûte ogivo-angulaire, mais à un degré moins avancé. *Un cousin* dément, présente la voûte ogivale.

Feig... A.., ans, *mélancolique*, *stupide*, asymétric crânienne et faciale, oreilles en anse. Voûte palatine *ogi-*

vale simple. Les grands parents sont morts jeunes. Père alcoolique, mère bizarre. *Deux frères* sont presque imbéciles : l'un a la voûte ogivale, l'autre ogivo-angulaire. *Une sœur* qui était bizarre a disparu depuis 15 ans.

Chez les parents des aliénés dont il nous a été permis de mesurer la voûte palatine, nous avons, dans 50 0/0 des cas environ trouvé des anomalies, à un degré généralement inférieur à celui que présentaient nos malades.

Chez les ascendants et descendants de quelques persécutés typiques, présentant une voûte normale, nous avons rencontré des palais également normaux.

Il eût été curieux de rechercher dans l'histoire ce qu'était la voûte palatine dans les temps anciens. Mais les auteurs sont muets sur ce sujet, et la statuaire antique qui a fourni pour l'oreille de si curieuse observations à Mayor, ne nous apprend rien sur la mâchoire supérieure, sinon qu'elle était prognate chez un certain nombre de Césars. Ce fait seul, pourrait cependant nous permettre de supposer que la voûte palatine, à l'époque romaine, comme aujourd'hui, figurait au nombre des organes atteints de dégénérescence, et que les Tibère, les Caligula, les Claude, présentaient du côté de la voûte palatine des malformations en rapport avec celle de l'oreille.

CONCLUSIONS

Les recherches que nous avons faites sur environ 350 individus sains et aliénés, nous ont conduit aux conclusions suivantes :

1° La voûte palatine présente des modifications morphologiques chez les individus non aliénés dans la proportion de 10 0/0.

2° Les anomalies palatines l'emportent en fréquence sur toutes les autres anomalies physiques qui caractérisent la dégénérescence (80 0/0 chez les aliénés).

3° Ces anomalies peuvent se ramener à un petit nombre de types plus ou moins accentués ou combinés entr'eux dont les principaux sont : les types *plat, ogival, en dôme, angulaire*.

4° Elles présentent une réelle importance dans le diagnostic étiologique des maladies mentales, parce qu'elles sont, dans certains cas, le seul signe de la dégénérescence physique et qu'elles ne font jamais défaut dans l'ensemble des autres malformations (du crâne, des oreilles, des yeux, des membres, etc.), et qu'enfin elles sont plus faciles à constater que beaucoup d'autres anomalies.

5° Les anomalies de la voûte palatine suivent une échelle ascendante en rapport avec le degré plus ou moins avancé de la dégénérescence, depuis le *type plat* jusqu'au *type angulaire asymetriqne*.

6° Elles sont relativement peu fréquentes chez les paralytiques généraux (35 0/0). Moins encore chez les aliénés atteints du délire des persécutions (de Lasègue) (25 0/0). Très fréquentes au contraire chez les idiots et imbéciles (82 0/0) ; les aliénés hystériques (70 0/0), épileptiques (76 0/0), et chez les aliénés atteints d'autres affections mentales (manie, mélancolie, folie à double forme, intermittente, etc.) (80 0/0).

Paris. — Imprimerie des Écoles, Henri JOUVE, 15, rue Racine.

Paris, Imprimerie de la Faculté de Médecine, H. JOUVE, 15, rue Racine.

www.ingramcontent.com/pod-product-compliance
Lightning Source LLC
Chambersburg PA
CBHW060649210326
41520CB00010B/1798